Parodontalgesundheit der Hamburger Bevölkerung

Materialienreihe
Band 2

D1698976

Parodontalgesundheit der Hamburger Bevölkerung

— Epidemiologische Ergebnisse
einer CPITN-Untersuchung —

Von
Günther Ahrens, Jost Bauch, Karl-Adolf Bublitz,
Ingrid Neuhaus

Herausgeber:
Institut der Deutschen Zahnärzte (IDZ)
in Trägerschaft von
Bundesverband der Deutschen Zahnärzte e.V. — Bundeszahnärztekammer —
Kassenzahnärztliche Bundesvereinigung — Körperschaft des öffentl. Rechts —
5000 Köln 41, Universitätsstraße 71—73

Deutscher Ärzte-Verlag Köln 1988

Die Autoren:

Prof. Dr. Günther Ahrens
Universitäts-Krankenhaus Eppendorf
Klinik für Zahn-, Mund- und Kieferkrankheiten
Abt. f. Zahnerhaltungskunde
Martinistraße 52
2000 Hamburg 20

Dr. Jost Bauch
Wissenschaftlicher Referatsleiter
Institut der Deutschen Zahnärzte
Universitätsstraße 71−73
5000 Köln 41

Dr. Karl-Adolf Bublitz
Glißmannweg 9
2000 Hamburg 61

Dipl.-Päd. Ingrid Neuhaus
Wissenschaftliche Mitarbeiterin
Institut der Deutschen Zahnärzte
Universitätsstraße 71−73
5000 Köln 41

ISBN 3-7691-7812-2

Gesamtherstellung: Deutscher Ärzte-Verlag GmbH, Köln

Inhaltsverzeichnis

1 Epidemiologie von Parodontalerkrankungen

Unter Parodont versteht man die Gesamtheit der Stützgewebe, die der Befestigung des Zahnes im Kiefer dienen. Es handelt sich um ein funktionelles System aus Zahnfleisch, Wurzelhaut, Wurzelzement und Alveolarknochen.

Gesunde Parodontalgewebe sind durch Abwesenheit von entzündlichen, atrophischen und traumatischen pathologischen Veränderungen gekennzeichnet. Parodontalerkrankung ist der allgemeine Ausdruck für eine Skala pathologischer Veränderungen an den Stütz- und Weichgeweben der Zähne. Sie verlaufen chronisch und im allgemeinen ohne Schmerzen. Die lokale mikrobielle Plaque (Zahnbelag) verursacht fast alle Parodontalerkrankungen, die in ihrem Verlauf ihrerseits durch systemische Faktoren ungünstig beeinflußt werden können. Die chronische marginale Gingivitis und Parodontitis sind die am weitest verbreiteten Parodontalerkrankungen mikrobiologischer Genese (*Cutress* 1986, *Page* und *Schroeder* 1982).

Während das Ausmaß der Zahnkaries fast in der ganzen Welt durch Statistiken gut dokumentiert ist, sind unsere Kenntnisse über Vorkommen und Verbreitung von Parodontalerkrankungen mangelhaft. Ein Grund dafür ist sicher darin zu suchen, daß das wissenschaftliche Interesse sich vordringlich der Zahnkaries als der Erkrankung zugewandt hat, die in erster Linie zu Schmerzen und bei Nichtbehandlung bereits im jugendlichen Alter zu Zahnverlust führen kann. Die wissenschaftliche und therapeutische Beschäftigung mit den eher schmerzlosen und erst im späteren Alter zu Zahnverlust führenden Parodontalerkrankungen hat die volle Aufmerksamkeit der wissenschaftlichen Zahnheilkunde erst zu einem späteren Zeitpunkt beansprucht.

Ein weiterer Grund liegt in dem Fehlen guter und zuverlässiger Dokumentationsmethoden für Parodontalerkrankungen. Üblicherweise beruhen derartige Methoden auf Indices. Ein Musterbeispiel hierfür ist der DMF-Index, der für epidemiologische Untersuchungen auf dem Gebiet der Zahnkaries außerordentlich nützlich und gebräuchlich ist und hervorragende Dienste leistet. Bei den Parodontopathien ist es bisher nicht gelungen, einen derartig einfachen und zugleich aussagekräftigen und zuverlässigen Index zu entwickeln. Dies ist auch ungleich viel schwerer, weil man es bei der Karies mit einer einzigen klinischen Ausprägung zu tun hat, während das klinische Bild der Parodontopathien wesentlich vielfältiger ist und infolgedessen differenzierter betrachtet werden muß.

Die in epidemiologischen Untersuchungen am häufigsten benutzten Indices waren bisher der Periodontal-Index von *Russell* (1956) und der Oral-Hygiene-Index von *Greene* und *Vermillion* (1960). Außerdem gibt es eine große Anzahl weiterer Indices, die unterschiedliche Verbreitung gefunden hat. Neuerdings hat die WHO in Zusammenarbeit mit der FDI den „Community Periodontal-Index of Treatment Needs" (CPITN) entwickelt (*Ainamo* et al., 1982). Dieser Index erlaubt gleichermaßen das Registrieren verschiedener Erkrankungssymptome und die Berechnung des zu erwartenden Behandlungsbedarfs. (Als vorwiegend epidemiologischer Index ist er aber nicht für die individuelle Befunderhebung und Behandlungsplanung geeignet.) Wegen seiner leichten Anwendbarkeit und großen Aussagefähigkeit scheint sich der

CPITN-Index international schnell einzubürgern. Er wurde auch in der vorliegenden Untersuchung verwendet, da er sich in vergleichenden und auch in epidemiologischen Studien als brauchbar erwiesen hat (*Cutress* 1986, *Ainamo* et al., 1982).

Die Epidemiologie parodontaler Erkrankungen ist also eine junge Wissenschaft. Die bereits vorliegenden Untersuchungen lassen eine vergleichende Interpretation nur mit allergrößter Vorsicht zu. Die Heranziehung unterschiedlichster Indices von unterschiedlichen Untersuchern bzw. Untersuchergruppen machen es schwer, zuverlässige Zusammenhänge zu erkennen.

Gleichwohl sind übergeordnete Trends sichtbar, die Allgemeingültigkeit für sich beanspruchen dürften. Einige neuere Untersuchungen sollen hier zitiert werden.

Nach *Lange* (1980) ergibt sich bezüglich der Parodontalerkrankungen eine Erkrankungsrate von bis zu 90 Prozent bei Kindern und Jugendlichen. Nach *Curilović* (1977) gehen vom 5. Lebensjahrzehnt mehr an Zähne durch Parodontitis als durch Karies verloren (s. Abb. 1).

Gemäß einer Studie des National Center for Health Statistics in den USA gehen in der Altersgruppe von 1—74 Jahren im Schnitt 6,7 Zähne wegen Parodontalerkrankungen verloren, gegenüber einer Extraktionsbedürftigkeit wegen Karies von nur 0,7 und aus anderen Gründen von 3,2 Zähnen (*NCHS*, 1979, *Schicke*, 1984).

Auch andere Daten zeigen, daß die Prävalenzraten in allen untersuchten Ländern hoch sind. Curilović hat die Ergebnisse einer epidemiologischen Studie von Lange in Münster nach dem PTN-System mit epidemiologischen Studien in Zürich, Oslo, Posen verglichen (*Lange*, 1983): Keine Behandlung nötig hatten in Münster 0,0 Prozent, in Zürich 8,8 Prozent, in Oslo 1,7 Prozent und in Posen 0,0 Prozent (s. Tab. 1).

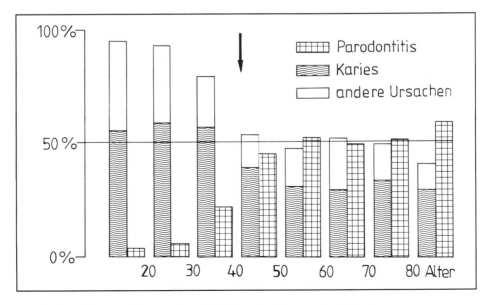

Abb. 1: Ursachen des Zahnverlustes mit steigendem Alter (nach *Curilović*)

Tabelle 1: Parodontaler Behandlungsbedarf nach dem PTNI-System (LANGE, 1983)		Münster N = 145	Zürich N = 159 (Meier et al. 1979)	Oslo N = 117 (Hansen und Johansen 1977)	Posen N = 25 (Wierzbicka et al. 1977)
Klasse	notwendige Behandlung	%	%	%	%
0	keine	0,0	8,8	1,7	0,0
A	Motivierung, Mundhygiene-instruktion	6,9	7,0	7,7	0,0
B	Überschuß- und Zahnstein-entfernung	43,0	37,1	53,0	18,0
C	chirurgische Taschen-elimination (Kürettage, Lappen)	50,1	47,1	37,6	82,0
Total		100,0	100,0	100,0	100,0

Motivierung und Mundhygieneinstruktionen waren erforderlich in Münster bei 6,9 Prozent, in Zürich bei 7,0 Prozent und in Oslo bei 0,0 Prozent. Überschuß- und Zahnsteinentfernung waren erforderlich in Münster bei 24,1 Prozent, in Zürich bei 37,1 Prozent, in Oslo bei 53 Prozent und in Posen bei 18 Prozent. Chirurgische Taschenelemination war erforderlich in Münster bei 69,0 Prozent, in Zürich bei 47,1 Prozent, in Oslo bei 37,6 Prozent und in Posen bei 82 Prozent.

Für die Bundesrepublik Deutschland hat Lange die vorhandenen epidemiologischen Studien zusammengefaßt (*Lange*, 1986):

In einer Untersuchung an Hauptschülern in einer Großstadt im Ruhrgebiet (Bottrop) wurde festgestellt, daß 64,6 Prozent der untersuchten Schüler pathologische Zahnfleischtaschen von mehr als 2 mm aufwiesen. In einer internationalen Multi-Center-Studie durch die WHO kamen die Untersuchungsergebnisse von 342 Mädchen und 305 Jungen im Alter zwischen 14 und 16 Jahren im Raum Dortmund zur Auswertung. 7,3 Prozent der untersuchten Kinder wiesen pathologische Zahnfleischtaschen auf; 10,4 Prozent verfügten über „horizontalen und vertikalen Knochenabbau an den ersten Molaren als Ausdruck einer tiefergehenden Destruktion des knöchernen Zahnhalteapparates" (*Wingerath, Lange*, 1982).

Ebenfalls im Rahmen einer Multi-Center-Studie in mehreren europäischen Ländern wurde der Parodontalzustand von 20jährigen deutschen Rekruten erfaßt. Dabei zeigte sich, daß keiner der untersuchten Rekruten gesunde parodontale Verhältnisse aufwies. 75 Prozent hatten größere mikrobielle Ablagerungen, 25 Prozent hatten eine totale Gebißverschmutzung, 20 Prozent wiesen tiefe pathologische Zahnfleischtaschen auf (*Lange, Schwöppe*, 1981).

Bei einer Untersuchung von 145 35jährigen Münsteranern wurde nach dem PTN-System von Johansen die parodontale Behandlungsnotwendigkeit erfaßt. Es wurde kein Fall festgestellt, in dem keine Behandlung notwendig war, 7 Prozent bedurften der Verbesserung der Mundhygiene und professioneller Zahnreinigung, 43 Prozent bedurften darüber hinaus intensiver Scalings. Bei 50 Prozent waren in mehreren Quadranten operative Maßnahmen angezeigt, bei 6,2 Prozent waren diese operativen Maßnahmen in allen Gebißquadranten erforderlich (*Lange*, 1980).

Anhand des CPITN-Indexes (Community Periodontal-Index of Treatment Needs) wurden 353 Münsteraner im Alter zwischen 45 und 55 Jahren untersucht. Bei der Untersuchung in Münster hatten lediglich 0,6 Prozent ausschließlich gesunde Sextanten (*Neissen, Lange*, 1985).

Code 1 des Indexes (blutet nach vorsichtiger Sondierung) hatten 2,9 Prozent. Zahnstein ohne Taschenbildung hatten je nach Altersgruppe zwischen 21 und 34 Prozent. Eine Taschentiefe von 3,5—5,5 mm wiesen 32,6 Prozent von den 45jährigen und 39,5 Prozent von den 50jährigen auf. Taschentiefen von 6 mm und mehr (fortgeschrittene marginale Parodontitis, CPITN-Index Code 4) wiesen 49,9 Prozent der 55jährigen auf.

Die Befundungen durch den CPITN-Index geben direkt Aufschluß über den notwendigen Behandlungsbedarf. So waren Mundhygieneinstruktionen bei 1,6 Prozent der 45jährigen, bei 3,9 Prozent der 50jährigen notwendig. Bei den 45jährigen waren bei 31 Prozent komplexe parodontale Behandlungen erforderlich, bei den 50jährigen bei 39,1 Prozent, bei den 55jährigen bei 41,9 Prozent.

In einer parodontal- und kariesepidemiologischen Untersuchung an 1 075 Rekruten der Bundeswehr (Durchschnittsalter 20,96 Jahre) konnte eine Gingivitismorbidität von 97,2 Prozent konstatiert werden. 78,5 Prozent der untersuchten Rekruten hatten klinische Sulcustiefen von mehr als 2 mm, somit manifeste Parodontopathien (*Rechmann*, 1984).

In einer von *Lieser* und *Raetzke* 1981 in 4 Kindergärten des Main-Kinzig-Kreises durchgeführten Untersuchung konnte festgestellt werden, daß bereits 56 Prozent der Kindergartenkinder an Gingivitis erkrankt waren. In „prophylaxeorientierten" Kindergärten betrug die Gingivitismorbidität dagegen nur 21,7 Prozent (*Lieser* und *Raetzke*, 1984).

In einer Untersuchung an Kindergartenkindern im Kreis Stormarn konnte ermittelt werden, daß nur 34 Prozent der untersuchten Kinder über keine Gingivitiden verfügten, schon bei den 3jährigen waren nur 30,9 Prozent entzündungsfrei. Die Zahl der entzündungsfreien Gebisse variierte sozialschichtenspezifisch. In der unteren Sozialschicht waren 24,5 Prozent entzündungsfrei, wohingegen in der oberen Sozialschicht 38,9 Prozent entzündungsfreie Gebisse aufwiesen (*Schiffner* et al., 1986).

Aus anderer Sicht wurden diese Ergebnisse der Schichtvariabilität bestätigt. In einer epidemiologischen Studie an Rekruten der Bundeswehr über Gingivarezessionen konnte festgestellt werden, daß Rekruten mit höherer Schulbildung einen höheren

Prozentsatz von Gingivarezessionen aufwiesen. Bei 100 Rekruten mit Abitur konnten 67,6 Prozent Gingivarezessionen festgestellt werden, bei 100 Rekruten z. B. aus kaufmännischen Berufen waren es nur 27,8 Prozent (*Mierau* und *Fiebig*, 1986).

In einer nationenweiten Studie in den USA konnte ein Parodontosebefall von 79,1 Prozent bei Männern und 69,0 Prozent bei Frauen ermittelt werden bei einem PI-Wert von 1,28 für Männer und 0,85 für Frauen (weiße Bevölkerung) (*NCHS*, 1965).

In einer Studie an 500 Kindern in den Altersgruppen 3, 5, 10, 15 und 20 Jahren in Schweden konnte festgestellt werden, daß bereits 50 Prozent der 3jährigen einen hohen Plaquebefall hatten, bei den anderen Altersstufen wares es nahezu 100 Prozent. 35 Prozent der 3jährigen hatten gingivale Entzündungen, bei den anderen Altersstufen wurden Werte von 65—97 Prozent gefunden. Pathologisch tiefe Taschen wurden bei 17 Prozent der 15jährigen und bei 21 Prozent der 20jährigen gefunden (*Hugoson* et al., 1981).

Bei einer Untersuchung an 1 337 erwachsenen Niederländern wurden folgende Werte ermittelt: 19,8 Prozent waren zahnlos, 61 Prozent hatten Gingivitis, 53 Prozent hatten Taschentiefen von 3—6 mm und 10,1 Prozent hatten größere Taschentiefen als 6 mm. Die Prävalenz von Gingivitis und pathologischen Taschen wuchs mit zunehmendem Alter und sinkendem Ausbildungsniveau (*Plasschaert* et al., 1978).

Viele Studien im Ausland befassen sich mit den verschiedenen Einflußsegmenten auf die Zahnfleischgesundheit. So konnte in einer die USA umfassenden Studie nachgewiesen werden, daß der PI-Wert der Erwachsenen mit dem Familieneinkommen in Zusammenhang steht. Bei Personen männlichen Geschlechts mit einem Einkommen unter $ 2000 betrug der PI-Wert 1,99, sank auf 1,66 bei Personen mit $ 2000—3999 Einkommen und auf 1,25 bei einem Einkommen von $ 4000—6999.

In dieser Studie werden auch geschlechtsspezifische Unterschiede (der Parodontalzustand der Frauen ist besser als der der Männer), ethnische Differenzen (Angehörige der schwarzen US-Bevölkerung haben einen schlechteren Parodontalzustand als Weiße) und regionspezifische Unterschiede festgestellt (in ländlichen Gebieten ist der Parodontalzustand schlechter) (*NCHS*, 1965).

In einer argentinischen Studie wurden ethnische Differenzen zwischen der indianischen und caucisischen Bevölkerungsgruppe konstatiert, der Parodontalzustand der indianischen Bevölkerungsgruppe war bei allen Parametern schlechter (*De Muniz*, 1985).

In einer weiteren US-amerikanischen Studie wurde der Einfluß des Rauchens auf die Parodontalgesundheit ermittelt. Die Studie erbrachte den Nachweis eines stringenten Zusammenhanges zwischen Rauchen und schlechterem Parodontalzustand (*Ismail* et al., 1983).

Die WHO unterhält eine Datenbank, in der die Ergebnisse aller verfügbarer Untersuchungen gespeichert werden. Die Tabelle 2 gibt einen Überblick über die bisher global verfügbaren CPITN-Daten (*Pilot* et al., 1986, *Barmes*, 1986). Dieser Tabelle kann entnommen werden, daß vollständig gesunde Gebisse weltweit sehr selten waren. Zahnstein und Taschen (CPITN-Code 3) waren die häufigsten Befunde. Überraschend und bisher nicht erklärbar ist der geringe Prozentsatz von Sextanten mit tiefen Taschen (Code 4).

In Tabelle 3 sind Ergebnisse aus einigen Studien zur Behandlungsbedürftigkeit deutscher Bevölkerungsgruppen (unter Einschluß der vorliegenden) zusammengestellt. (Es handelt sich dabei neben dieser Studie, dem Hamburger Parodontalprojekt, um folgende Studien: MS I, *Lange,* 1986, MS II, *Lange,* 1986, Berliner SP, *Hohlfeld* et al., 1986). Trotz versuchsbedingter Abweichungen sind generelle Übereinstimmungen unverkennbar. Überraschend ist die geringe Zahl gesunder und der hohe Prozentsatz der Gebisse, die einer eingehenden Behandlung bedürfen.

Wenn auch epidemiologische Kenntnisse über Parodontalerkrankungen lückenhaft sind, läßt sich bereits eine hohe Morbidität und — insbesondere für den europäischen Raum — ein großer Behandlungsbedarf erkennen.

Man kann auch davon ausgehen, daß die Gingivitis

— bereits mit der Kindheit beginnt,

Tabelle 3: Zusammenfassung von vier Studien zur Behandlungsbedürftigkeit deutscher Bevölkerungsgruppen				
Behandlungsbedarf	Münster I %	Münster II %	Hamburger SP %	Berliner SP %
keine Parodontal-behandlung	0	0,6	2,8	0
Mundhygiene-Instruktion	6,9	2,9	8,6	0
Mundhygiene-Instruktion und Entfernen von Zahnstein und Überhängen, Wurzelglätten ...	42,8	59,7	72,3	46,1
Mundhygiene-Instruktion und Entfernung von Zahnstein und Überhängen, Wurzelglätten und chirurgische Behandlung	50,3	36,9	16,3	53,9

Nach PTN- bzw. CPITN-Zuordnungsschlüssel, bei „Münster II" und „Hamburger SP" auf der Basis des höchsten CPITN-Wertes, bei „Berliner SP" auf der Basis von Sextanten-Mischwerten (zusammengestellt v. W. Micheelis, IDZ, Köln, 1987)

— sich während der Pubertät verstärkt mit dem Gipfel im Lebensalter von etwa 11 Jahren,

— danach bis zum Alter von 17 Jahren wieder etwas abklingt,

— die Morbidität hoch ist und teilweise bis zu 90 Prozent und darüber beträgt (*Stamm*, 1986).

Daten über den Verlauf von Parodontopathien bei Erwachsenen sind seltener. Als gemeinsame Trends zeichnen sich ein etwas leichterer Verlauf beim weiblichen Geschlecht (Folge besserer Mundhygiene?), ein stärkerer Befall während der Schwangerschaft und eine allgemeine stetige Zunahme mit steigendem Alter ab (*Cutress*, 1986).

Weitere Untersuchungen sind aber erforderlich, um spezielle Details im Verlauf der Erkrankungen besser erkennen und für ätiologisches Verständnis, Prophylaxe und Therapie nutzen zu können.

2 Die Hamburger Studie

2.1 Ziel der Untersuchung

Nach den bisher vorliegenden Untersuchungen scheint die Morbidität auch in der Bundesrepublik Deutschland hoch zu sein und in ihrer Gefährdung der Gesundheit des menschlichen Gebisses nicht hinter der Zahnkaries zurückzustehen.

Ätiologie, Epidemiologie, Therapie und Prophylaxe der Karies sind wissenschaftlich weitgehend bekannt und haben sowohl in der Zahnarztpraxis als auch im öffentlichen Gesundheitsdienst Eingang in praktische Prophylaxe- und Therapiekonzepte gefunden. Dies trifft für Parodontopathien in wesentlich geringerem Maße zu. Hier fehlt es vor allem an breitgestreuten epidemiologischen Daten zur Ermittlung der Morbidität und des Behandlungsbedarfes.

Auch sind neben den medizinischen Faktoren die sozialwissenschaftlichen von nicht zu unterschätzender Bedeutung. In besonderem Maße beeinflussen Verhaltenskomponenten die Pathogenese von Zahnfleisch- und Zahnbetterkrankungen. Insbesondere hat das Unterlassen oder die unsachgemäße Anwendung von Mundhygienemaßnahmen entscheidenden Einfluß auf den Gesundheitszustand des Parodonts. Deshalb ist es für eine epidemiologische Untersuchung von Parodontalerkrankungen sinnvoll, soziodemographische Variablen wie Schicht, Alter, Geschlecht als wichtige Indikatoren für das Mundhygieneverhalten zu registrieren.

Um die ebengenannten Parameter in einem möglichst großen Personenkreis zu erfassen, wurde eine umfangreiche Untersuchung an einer repräsentativen Stichprobe der Hamburger Bevölkerung als Beispiel für eine bundesdeutsche Großstadt geplant. Die Studie wurde Ende 1985/Anfang 1986 in Kooperation zwischen Universitätsklinik für Zahn-, Mund- und Kieferkrankheiten, der Zahnärztekammer Hamburg und der Bundeszahnärztekammer Köln unter Beratung durch das Statistische Landesamt Hamburg durchgeführt.

Ziel der Untersuchung war die Feststellung der Prävalenz von Parodontalerkrankungen. Darüber hinaus sollten auch subjektive Verhaltens-, Einstellungs- und Wissenskomponenten zu Parodontalerkrankungen ergründet werden (z. B. Häufigkeit und Zeitpunkt des Zähneputzens, Häufigkeit des Zahnarztbesuches, eigene Wahrnehmung von Zahnfleischbluten und Maßnahmen zu ihrer Behebung), die in Zusammenhang mit Parodontalerkrankungen stehen und möglicherweise als Ansatzpunkte für wirksame Prophylaxestrategien dienen können.

2.2 Die Stichprobe

Da es unmöglich ist, alle Einwohner Hamburgs zahnärztlich zu untersuchen, kam von vornherein nur eine Stichprobe in Frage. Die Stichprobenergebnisse wiederum lassen sich nur dann auf die Verhältnisse der Gesamtbevölkerung übertragen, wenn sie repräsentativ sind. Nach der Erfahrung werden Parodontalerkrankungen wesentlich von Alter, Geschlecht und sozialer Schichtung beeinflußt. Diese Komponenten sollten also in der Stichprobe gleich oder mindestens möglichst ähnlich verteilt sein wie innerhalb der Gesamtbevölkerung. Die soziale Schichtung wirft hierbei die größten Probleme auf. Auf Rat des Statistischen Landesamtes Hamburg wurde auf Bildung einer Zufallsstichprobe aus der Einwohnerkartei verzichtet. Es ist bei diesem System damit zu rechnen, daß ein relativ großer Teil der durch Zufall ausgewählten Probanden nicht zur Untersuchung erscheint. Wenn dieser Probandenkreis einer ähnlichen sozialen Schichtung angehört, was zu erwarten ist, so ergibt sich damit eine Verschiebung der Zusammensetzung, die auf statistischem Wege kaum behoben werden kann. Die nicht untersuchungswilligen Patienten stellen somit bei diesem System ein unlösbares Problem dar, das seine unbezweifelbaren Vorteile wieder aufhebt. Statt dessen entschlossen wir uns zu einer stadtteilbezogenen Auswahl der Probanden. Die Stadtteile in Hamburg haben aufgrund ihrer unterschiedlichen mittleren Wohnungsbauausstattung und damit unterschiedlichen Wohnqualität eine relativ gut definierte und dem Statistischen Landesamt Hamburg bekannte Sozialstruktur ihrer Einwohner. Die Stadtteile gleicher sozialer Schichtung wurden zu Gruppen zusammengefaßt und bildeten die Grundlage der Auswahl der mitarbeitenden Zahnärzte (s. Anhang S. 46).

180 niedergelassene Zahnärzte hatten sich freiwillig zu einer Teilnahme an diesem Versuch gemeldet. In Zusammenarbeit mit dem Statistischen Landesamt Hamburg wurde hieraus eine Auswahl von 76 Zahnarztpraxen derart vorgenommen, daß sie sich proportional zu ihrem Bevölkerungsanteil und flächendeckend auf die Stadtteilgruppen verteilten (s. Anhang S. 47, 48).

Untersucht wurden alle Patienten, die innerhalb einer zwischen den untersuchenden Zahnärzten vereinbarten Frist (16. September bis 16. Dezember 1985) die 76 beteiligten Zahnarztpraxen aufsuchten. Bei der Auswertung nicht berücksichtigt wurden Patienten, die jünger als 15 Jahre alt oder die während des vorhergehenden halben Jahres in zahnärztlicher Behandlung gewesen waren.

2.3 Durchführung der Untersuchung
Zur Erfassung der Befunde dienten der CPITN-Index und ein Fragebogen.

2.3.1 CPITN-Index

Der CPITN-Index (Community Periodontal-Index of Treatment Needs) ist ein neuer Index zur Schätzung des Behandlungsumfanges innerhalb einer Bevölkerungsgruppe anhand klinischer Kriterien wie Blutungsneigung, Vorhandensein von Zahnstein und Taschentiefen an ausgewählten Zähnen. Zur Befunderhebung dient eine spezielle Sonde, die in eine Kugel von 0,5 mm ausläuft und im Abstand von 3,5 bis 5,5 mm von der Kugel eine schwarze Markierung aufweist (s. Abb. 2).

Das Gebiß wird in Sextanten eingeteilt und pro Sextant ein Wert notiert. Die Befunderhebung erfolgte nach den Empfehlungen der WHO (*Ainamo* et al., 1982) an folgenden Zähnen: In 4 Sextanten jeweils der ungünstigste Wert der ersten bzw. zweiten Molaren, in den vorderen Sextanten jeweils ein Schneidezahn im Oberkiefer und Unterkiefer. Die Sonde ist klein, diffizil und leicht zu handhaben. Da keine numerischen Ablesungen oder Schätzungen erforderlich sind, geht die Befunderhebung überraschend schnell. Der Index basiert auf der Bewertung des Parodontalbefundes nach folgenden Ausprägungen:

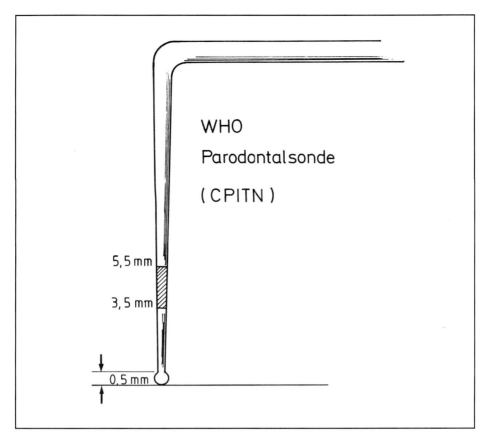

Abb. 2: WHO-Sonde

Index 0   Gesundes Parodont (kein Reizbluten, durch Abtasten mit dem kugelför-
           migen Sondenkopf kein Zahnstein tastbar, keine pathologischen Ta-
           schen, d. h., der schwarzmarkierte Teil der Sonde bleibt außerhalb der
           marginalen Gingiva).

Index 1   Blutung. Bei vorsichtiger Sondierung des Sulcus mit dem kugelförmigen
           Ende der Sonde (Verletzungen werden vermieden) erscheint nach kur-
           zer Zeit eine geringere oder stärkere Blutung aus dem Sulcus.

Index 2   Mit dem kugelförmigen Sondenkopf ist supra- oder subgingivaler Zahn-
           stein tastbar.

Index 3   Taschenbildung von 3,5 bis 5,5 mm (der schwarzmarkierte Teil der Son-
           de versinkt teilweise in der Tasche).

Index 4   Taschenbildung von 6 mm und mehr (der schwarzmarkierte Teil der Son-
           de verschwindet völlig in der Tasche).

16

Zur Ermittlung des Behandlungsbedarfs werden die Befundgruppen in 3 Behandlungsklassen eingeteilt:

	Befund	Behandlung
Klasse I	(Index 1)	Mundhygieneinstruktion
Klasse II	(Index 2 + 3)	Mundhygieneinstruktion, Zahnsteinentfernung, Wurzelglätten
Klasse III	(Index 4)	Mundhygieneinstruktion, Zahnreinigung, Wurzelglätten, chirurgische Behandlung

Für eine epidemiologische Untersuchung, an der mehrere Untersucher beteiligt sind, spielt neben der Repräsentativität die Frage der Übereinstimmung zwischen den Ergebnissen der einzelnen Untersucher eine wesentliche Rolle. Da im vorliegenden Falle eine nicht geringe Zahl von Untersuchern vorgesehen war, hielten wir es für erforderlich, diese Frage in einer Voruntersuchung zu klären.

Um die Wahrscheinlichkeit zu erhöhen, daß alle ausgewählten Zahnärzte bei derselben Testperson zum gleichen Testergebnis kommen würden, wurden sie mit der Handhabung des Testinstrumentes und den damit verbundenen Problemen vertraut gemacht.

Da allen Beteiligten der Test neu war, bestanden gleiche Ausgangsbedingungen. Bei der 1. Sitzung wurden sie theoretisch über Sinn, Zweck und Anwendung des Testes unterrichtet. Anschließend übten die Teilnehmer gegenseitig den Test in kleinen Gruppen. Die Ergebnisse wurden fixiert, später durchgesprochen und Verhaltensweisen korrigiert.

Bei einer 2. Sitzung wurden anhand von Lichtbildern die eigenen Erfahrungen noch einmal rekapituliert.

Um die Zuverlässigkeit des Testinstrumentes überprüfen zu können, wurden 11 Zahnärzte zufällig ausgewählt, die an 11 Versuchspersonen die Indices ermitteln sollten. Eine Wiederholung des Testes fand nach 14 Tagen statt. Während des Testes waren keinem der Untersucher die Ergebnisse seiner gleichzeitig untersuchenden Kollegen bekannt. Ebensowenig kannten die Untersucher der 2. Untersuchung das Ergebnis ihrer 1. Untersuchung.

Die Ergebnisse ergaben pro Untersucher 132, für alle Untersucher 1452, für beide Untersuchungen 2904 Indices. Sie wurden für die statistische Auswertung pro Patient addiert und für die deskriptive Statistik und Grafiken gemittelt.

Die Mittelwerte für die Probanden über alle Untersucher sind in Tabelle 4 wiedergegeben. Es zeigte sich dabei, daß sich die einzelnen Probanden deutlich unterschieden, zwischen den Mittelwerten der 1. und 2. Untersuchung sich aber gute Übereinstimmung ergab.

Es bestanden geringfügige Unterschiede in der Weise, daß die Werte der 2. Untersuchung etwas niedriger lagen. Auch der Gesamtwert ist mit 2,2 geringfügig niedriger als 2,3 bei der 1. Untersuchung. Es dürfte sich hierbei um einen echten Unterschied handeln, den man bei ähnlichen Untersuchungen häufig findet: In Erwartung der 2. Untersuchung betreiben die Probanden eine bessere Mundpflege mit der Folge eines etwas günstigeren Indexes nach 14 Tagen!

Tabelle 4: CPITN-Indices der Probanden, errechnet als Mittelwert ± Standardabweichung der Beurteilungen aller 11 Untersucher					
		1. Untersuchung		2. Untersuchung	
Proband	N	Mittlerer Index	Standard-abweichung	Mittlerer Index	Standard-abweichung
1	11	3,3 ±	0,2	3,1 ±	0,2
2	11	1,8	0,5	1,6	0,6
3	11	3,2	0,3	3,0	0,4
4	11	1,9	0,5	2,0	0,5
5	11	2,0	0,5	1,8	0,7
6	11	2,4	0,3	2,2	0,3
7	11	1,9	0,4	2,0	0,5
8	11	2,8	0,3	2,8	0,4
9	11	2,4	0,2	2,0	0,5
10	11	1,8	0,8	1,5	0,6
11	11	1,8	0,5	1,7	0,5
Gesamtmittel		2,3	0,7	2,2	0,7

Um die Stabilität der Untersuchungsergebnisse, d. h., für jeden Zahnarzt die Übereinstimmung seiner Befunde aus der 1. und 2. Untersuchung zu prüfen, haben wir diese Befunde miteinander korreliert (s. Tab. 5). Die Korrelationskoeffizienten deuten durchweg enge Zusammenhänge an, aber es bestehen zwischen den Untersuchern hinsichtlich der Konstanz ihrer Beurteilungen durchaus Unterschiede (z. B. ist r = 0,91 eine sehr gute Übereinstimmung, während 0,51 der Anforderung wohl nicht genügt).

Eine mittlere Korrelation von 0,79 ist sicherlich ein sehr annehmbares Ergebnis, besonders im Hinblick auf den einen Ausreißer, ohne den das Ergebnis noch günstiger wäre.

Der Grad der Übereinstimmung zwischen allen Untersuchern und über alle Untersuchungen läßt sich mit dem Konkordanzkoeffizienten W nach Kendall berechnen, der sich bei $N > 7$ als χ mit einem Freiheitsgrad von $f = N-1$ nach $\chi^2 = k (N-1) W$ errechnet.

W kann Werte zwischen 0 und 1 annehmen. Die Übereinstimmung der Untersucher ist um so größer, je weiter sich W dem Wert 1 nähert. Der W-Wert liegt bei der Erstuntersuchung bei 0,735, bei der Zweituntersuchung bei 0,721 und ist in beiden Fällen mit $p < .001$ hoch signifikant.

Tabelle 5: Korrelation zwischen den Ergebnissen der 1. und 2. Untersuchung, bezogen auf die 11 zahnärztlichen Untersucher	
Untersucher	Korrelationskoeffizient
1	0,91
2	0,89
3	0,51
4	0,90
5	0,79
6	0,83
7	0,94
8	0,88
9	0,84
10	0,75
11	0,73
Gesamt:	0,79

2.3.2 Fragebogen

Neben den zahnmedizinischen Indikatoren wurde ein sozialwissenschaftliches Erhebungsinstrument (Fragebogen) entwickelt, das über soziodemographische Daten hinaus (Alter, Geschlecht, Schichtzugehörigkeit) auch subjektive Verhaltens-, Einstellungs- und Wissensindices bezüglich Mundhygiene und Parodontalerkankungen erfaßt. Daten wurden erhoben über:

— Häufigkeit und Zeitpunkt des Zähneputzens

— Häufigkeit des Zahnarztbesuches

— Wahrnehmung von Zahnfleischbluten und Maßnahmen zur Behebung

— Wissen über Parodontose und Gingivitis

— Häufigkeit des Wechselns der Zahnbürste

— Bevorzugte Mundhygienearten

— Behandlung von Parodontalerkrankungen durch den Zahnarzt.

Diese Indices sind insofern wichtig, als Parodontalerkrankungen im Zusammenhang mit der Ausübung bzw. Unterlassung von Mundhygienemaßnahmen zu sehen sind. Dabei handelt es sich um subjektive Wahrnehmungs- und Einschätzungsparameter, die nicht wie zahnmedizinische Befunddaten zu bewerten sind. Gleichwohl erweitert ihre Einbeziehung die Interpretationsmöglichkeiten des epidemiologischen Datenmaterials.

2.4 Statistische Methoden

Der Fragebogen, der EDV-mäßig aufgebaut war, wurde nach dem Datenanalysesystem (Statistical Package for the Social Sciences) ausgewertet.

3 Ergebnisse

3.1 Soziodemographische Daten

Es wurden insgesamt 11306 Probanden im Alter zwischen 15 und 86 Jahren untersucht. 4777 (42,5 Prozent) waren männlich, 6473 (57,5 Prozent) weiblich. Die Verteilung der Altersklassen zeigt Tabelle 6.

Tabelle 6: Häufigkeitsverteilung der Altersgruppen		
Alter	Absolut	i.v.H.
15 – 20 Jahre	902	8,0
21 – 25 Jahre	1334	11,8
26 – 30 Jahre	1213	10,7
31 – 35 Jahre	1034	9,1
36 – 40 Jahre	1054	9,3
41 – 45 Jahre	1273	11,3
46 – 50 Jahre	1415	12,5
51 – 55 Jahre	965	8,5
56 – 60 Jahre	721	6,4
61 – 70 Jahre	869	7,7
71 Jahre und älter	423	3,7
Keine Angaben	103	0,9
Gesamt	N = 11306	99,9

Zur Untersuchung der Frage, ob die Verteilung der Patienten auf die Stadtteile (bezogen auf deren Einwohnerzahl) über eine gesteuerte Auswahl der beteiligten Zahnarztpraxen zu einer repräsentativen Stichprobe führte, wurden einige Kenndaten der Stichprobe mit den entsprechenden Daten der Hamburger Bevölkerung verglichen. Die Geschlechtsvariable in der Stichprobe war nahezu gleich verteilt wie in der Ham-

Tabelle 7: Vergleich der Geschlechter in Stichprobe und Gesamtbevölkerung		
Geschlecht	Hamburger Statistik i.v.H.	Stichprobe i.v.H.
Männlich	47,5	42,5
Weiblich	52,5	57,5
Gesamt	100,0	100,0

burger Gesamtbevölkerung (s. Tabelle 7). Bei der Altersvariablen zeigten sich Unterschiede: Die mittleren Jahrgänge zwischen 46 und 50 sind geringfügig überrepräsentiert, wogegen die älteren Jahrgänge ab 61 Jahren unterrepräsentiert sind. Die Unterschiede sind aber nach dem chi^2-Test statistisch nicht signifikant (s. Tabelle 8).

Die soziale Schichtung der Patienten wurde am Kriterium des Schulabschlusses mit der Hamburger Gesamtbevölkerung verglichen (s. Tabelle 9): Hier sind die Absolventen der Volks- und Hauptschulen unterrepräsentiert im Gegensatz zu denen der weiterführenden Schulen, Fachhochschulen und Universitäten. Diese Unterschiede sind nach dem chi^2-Test statistisch signifikant.

Tabelle 8: Vergleich der Altersklassen der Hamburger Gesamtbevölkerung und der Stichprobe				
	Hamburger Bevölkerung (Statistik)		Stichprobe	
Alter	N	i.v.H.	N	i.v.H.
15 − 20 Jahre	113 865	8,7	902	8,1
21 − 25 Jahre	129 157	9,9	1 334	11,9
26 − 30 Jahre	118 335	9,0	1 213	10,8
31 − 35 Jahre	110 035	8,4	1 034	9,2
36 − 40 Jahre	106 616	8,2	1 054	9,4
41 − 45 Jahre	127 634	9,8	1 273	11,4
46 − 50 Jahre	128 535	9,8	1 415	12,6
51 − 55 Jahre	93 183	7,1	965	8,6
56 − 60 Jahre	95 331	7,3	721	6,4
61 − 70 Jahre	154 304	11,8	869	7,8
71 Jahre und älter	130 842	10,0	423	3,8
Gesamt	1 307 837	100,0	11 203	100,0

Tabelle 9: Vergleich von Schulabschluß der Hamburger Gesamtbevölkerung und der Stichprobe (Alter 15 − 75 Jahre)		
Schulabschluß	Hamburger Statistik i.v.H.	Stichprobe i.v.H.
Volks- und Hauptschule	53,4	30,2
Realschule	22,0	26,7
Abitur	13,3	18,1
Fachschule	3,9	8,5
Fachhochschule	2,4	6,7
Universität	5,0	9,8
	100,0	100,0

3.2 Parodontologische Daten

3.2.1 Maximaler CPITN-Index

Als Gesamtergebnis wurde zunächst der maximale CPITN-Index für jeden Patienten ermittelt und das prozentuale Vorkommen der 5 Codes (als Maximalwert) über alle Patienten errechnet (s. Abbildung 3). Es darf als bemerkenswertes Ergebnis dieser Untersuchung gelten, daß über 60 Prozent der Patienten in die klinisch als ungünstig zu beurteilenden Kategorien 3 und 4 fielen (mittlere und tiefe Taschen). Dagegen wurde der Code 0 als Ausdruck eines klinisch gesunden Parodonts nur bei 2,8 Prozent der Probanden registriert. Auch die nur durch Reizbluten gekennzeichnete, also eine relativ leichte Form der Entzündung charakterisierende Kategorie 1 kam nur in 8,6 Prozent der Fälle vor. Der Code 2 wurde bei 28,1 Prozent als höchster Index beobachtet, Code 3 bei 44,2 Prozent und Code 4 bei 16,3 Prozent.

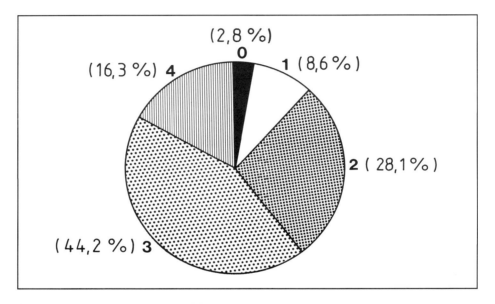

Abb. 3: Verteilung der maximalen CPITN-Indices aller Probanden

Wenn man diese Daten nach Altersgruppen aufschlüsselt, so ergibt sich eine deutliche Altersabhängigkeit (s. Abbildung 4). Das prozentuale Vorkommen der gesunden (Code 0) oder nur leicht erkrankten Fälle (Code 1) nimmt stetig ab. Auch beim Code 2 ist eine leichte Abnahme mit zunehmendem Alter zu erkennen. Dafür nehmen aber die fortgeschrittenen Erkrankungsgrade 3 und 4 mit der gleichen Stetigkeit zu.

Einzelne Sextanten

Es ist interessant, die Häufigkeit der höchsten CPITN-Werte in den einzelnen Sextanten zu betrachten. Im Unterkiefer (s. Abbildung 5) kommt der seltene Code 0 im mittleren Sextanten um einen geringen Prozentsatz häufiger vor. Codes 1, 3 und 4 sind in den beiden seitlichen Sextanten im Vergleich zum mittleren jeweils deutlich häufiger, während Code 2 im mittleren Sextanten stark überwiegt.

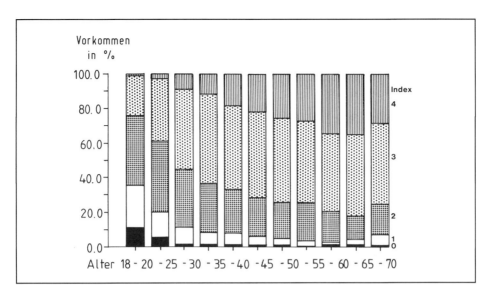

Abb. 4: Verteilung der maximalen CPITN-Indices auf die Altersgruppen

Im Oberkiefer (s. Abbildung 6) sind andere Zusammenhänge erkennbar: Das Überwiegen des Code 0 im mittleren Sextanten ist viel stärker ausgeprägt als im Unterkiefer; seine Häufigkeit beträgt über 30 Prozent gegenüber etwa 15 Prozent im Seitenzahnbereich. Auch Code 1 kommt im mittleren Sextanten im Vergleich zu den seitlichen deutlich häufiger vor. Die Codes 2, 3 und 4 überwiegen dagegen in den beiden seitlichen Sextanten.

Diese Ergebnisse sind unschwer mit der üblichen Zahnputzgewohnheit in Bezug zu bringen. Die klinisch günstigen Kategorien 0 und 1 überwiegen im Frontzahnbereich wegen der besseren Zugänglichkeit beim Zähneputzen und wohl auch wegen der aus kosmetischen Gründen erhöht aufgewendeten Sorgfalt, vor allem im Oberkiefer. Deshalb bildet Code 1 im Unterkiefer eine Ausnahme. Das auffällige Überwiegen des Code 2 im Unterkiefer beruht auf dem bevorzugt in diesem Bereich auftretenden Zahnstein. Die Kategorien 3 und 4 sind im Ober- und Unterkiefer wegen ungünstigerer topographischer Gegebenheiten und geringer Mundpflege im Seitenzahnbereich stets häufiger als im mittleren Sextanten.

3.2.2 CPITN-Index der Sextanten

Während der maximale CPITN-Index pro Gebiß einen Einblick in die Morbidität innerhalb einer Bevölkerungsgruppe erlaubt, sind für die Schätzung des etwaigen Behandlungsbedarfs detailliertere Berechnungen erforderlich. Da die Auswertung des maximalen CPITN-Index erhebliche Unterschiede zwischen Altersgruppen einerseits und den Sextanten andererseits ergab, müssen diese Faktoren berücksichtigt werden.

Anmerkung. Zur Datenverarbeitung wurden die Sextanten wie folgt bezeichnet:

CPITN	03	04	05
	08	07	06

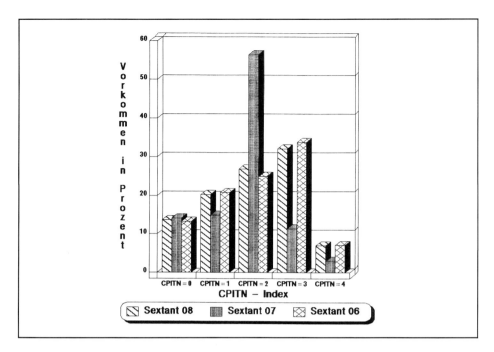

Abb. 5: Häufigkeitsverteilung der CPITN-Indices in den 3 Sextanten im Unterkiefer

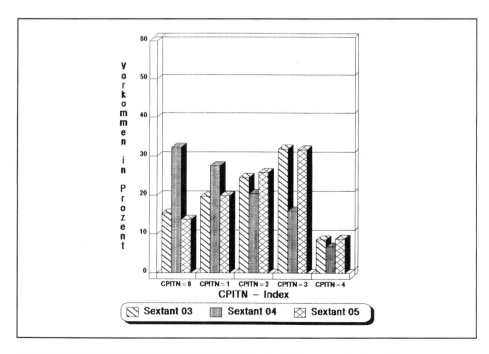

Abb. 6: Häufigkeitsverteilung der CPITN-Indices in den 3 Sextanten im Oberkiefer

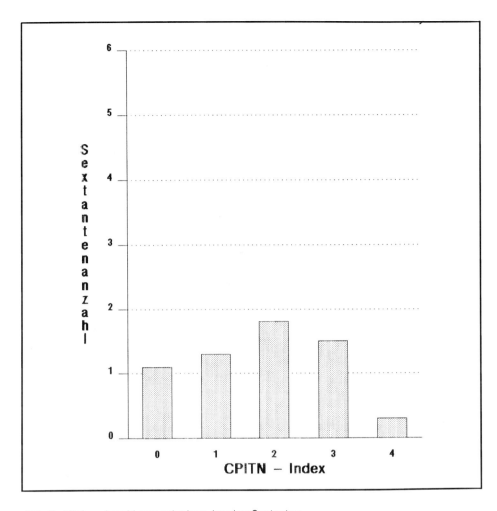

Abb. 7: Mittlere Anzahl gesunder bzw. kranker Sextanten

Betrachtet man zunächst die Häufigkeit der gesunden und kranken Sextanten über alle CPITN-Indices und über alle Probanden, so ergibt sich, da sich die obengenannten Faktoren zum Teil gegenseitig aufheben, die wenig aussagefähige Abbildung 7. Außer der Feststellung einer ziemlich symmetrischen Verteilung mit dem Gipfel bei Code 2 läßt diese Graphik weitere Schlußfolgerungen nicht zu.

In Abbildung 8 und Tabelle 10 sind diese Werte nach Altersgruppen aufgegliedert.

Betrachtet man die Entwicklung des Indexwertes 0, so stellt man fest, daß immerhin die 15- bis 19jährigen im Durchschnitt noch an 2,3 Sextanten gesunde Gingiva aufweisen.

Dieser Anteil gesunder Sextanten sinkt mit zunehmendem Alter kontinuierlich ab auf 1,7 bei den 20- bis 24jährigen und bis auf 0,7 bei den 55- bis 64jährigen.

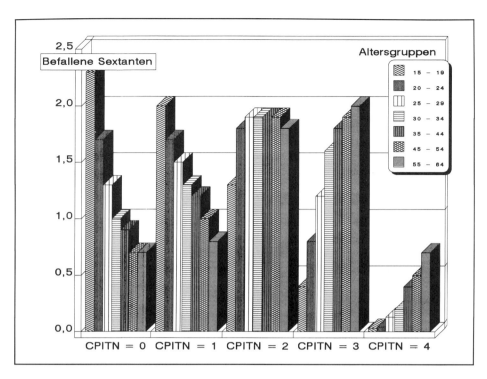

Abb. 8: Altersspezifische Verteilung der mittleren Anzahl gesunder und kranker Sextanten pro CPITN-Kategorie

Tabelle 10: Mittlere Anzahl von gesunden und kranken Sextanten pro CPITN-Kategorie und Altersgruppe (Tabelle zu Abb. 8)					
	CPITN-Index				
Alter	0	1	2	3	4
15 – 19 Jahre	2,3	2,0	1,3	0,4	0,03
20 – 24 Jahre	1,7	1,7	1,8	0,8	0,04
25 – 29 Jahre	1,3	1,5	1,9	1,2	0,13
30 – 34 Jahre	1,0	1,3	1,9	1,6	0,2
35 – 44 Jahre	0,9	1,2	1,9	1,8	0,4
45 – 54 Jahre	0,7	1,0	1,9	1,9	0,5
55 – 64 Jahre	0,7	0,8	1,8	2,0	0,7

Eine ähnliche Entwicklung ist bei dem Indexwert 1 bezüglich der Altersgruppen fest-zustellen.

Bei Indexwert 2 ist zu konstantieren, daß eine altersmäßige Zunahme kaum stattfin-det. Alle Altersgruppen, bis auf die 15- bis 19jährigen, weisen den Indexwert 2 im Schnitt an etwa 2 Sextanten auf. Bei Indexwert 3 und 4 ist es genau umgekehrt. Hier ist mit zunehmendem Alter eine Steigerung des Befalls wahrzunehmen.

So ist bei den 15- bis 19jährigen im Schnitt der Indexwert 3 an 0,4 Sextanten und bei den 55- bis 64jährigen an 2,0 Sextanten zu verzeichnen. Ähnlich ist es beim Index-wert 4. Wurde dieser Indexwert bei den 15- bis 19jährigen nur an 0,03 Sextanten ge-messen, so war es bei den 55- bis 64jährigen an 0,7 Sextanten.

3.2.3 Schätzung des Behandlungsbedarfs

Die Feststellung der Verbreitung einer Erkrankung induziert die Frage, inwieweit un-ter den gegebenen Umständen eine Behandlung aller erkrankten Personen möglich ist. Deshalb interessierten uns neben den rein epidemiologischen Daten der Präva-lenz auch Möglichkeiten zur Errechnung des Behandlungsbedarfs.

Ein brauchbarer Ansatz hierzu findet sich bei *Johansen* et al., 1973. Nach genauer Diagnosestellung und Therapieplanung wurden 42 in unterschiedlichem Ausmaß an Parodontalerkrankungen leidende Patienten unter standardisierten Bedingungen durchbehandelt und der Zeitbedarf für die einzelnen Behandlungsarten festgehalten. In dem von den Autoren entwickelten PTNS (Periodontal Treatment Need System) werden Behandlungsklassen gebildet, die denen des CPITN-Indexes ähnlich sind. Die Beurteilung erfolgt nicht sextanten-, sondern quadrantenweise. Daraus ergeben sich geringfügige Abweichungen, die aber zu vernachlässigen sind, da es sich ohne-hin nicht um eine genaue Berechnung, sondern um eine überblicksmäßige Schät-zung des Behandlungsbedarfs handelt.

Die Autoren berechneten für eine Behandlung der Klasse I (Motivation und Mundhy-gieneinstruktion) 60 Minuten, für Klasse II (Wurzelglättung und Entfernung von Über-hängen) 30 Minuten und für Klasse III (weitergehende chirurgische Behandlung) 60 Minuten. Die Kategorie I wird pro Gebiß einmal berechnet, die Kategorien II und III für jeden befallenen Quadranten, wobei jedem Quadranten der Klasse II die Klasse I, und jedem Quadranten der Klasse III die Behandlungszeiten der Kategorien I und II hinzugerechnet werden.

In Tabelle 11 sind die von *Johansen* et al., 1973, vorgegebenen Behandlungszeiten an unsere Ergebnisse adaptiert. Es kann sich hier nur um eine grobe Annäherung handeln, da die Daten beider Arbeiten nicht vergleichbar sind. Uns stand nicht die tatsächliche Kombination der unterschiedlich behandlungsbedürftigen Sextanten zur Verfügung, sondern die in den Abbildungen 7 und 8 und in Tabelle 9 wiedergegebenen Mittelwerte. Die sich daraus ergebenden mittleren Behandlungszeiten dürften Minimalannahmen sein, da Kombinationseffekte (Hinzurechnung der Behandlungszeiten der Klassen II und I bei Sextanten der Klasse III etc.) nicht berücksichtigt werden.

Tabelle 11: Mittlerer geschätzter Behandlungsbedarf pro Altersgruppe und Behandlungskategorie in Minuten				
Alter	Behandlungskategorie			Gesamt-behandlungszeit
	I	II	III	
55 – 64 Jahre	60	114	42,0	216
45 – 54 Jahre	60	114	30,0	204
35 – 44 Jahre	60	111	24,0	195
30 – 34 Jahre	60	105	12,0	177
25 – 29 Jahre	60	93	7,8	161
20 – 24 Jahre	60	78	2,4	140
15 – 19 Jahre	60	51	1,8	113
Mittelwert	60	95	17,0	172

Die geschätzte mittlere Behandlungszeit beträgt laut Tabelle 11 im Mittel 172 Minuten. In der Altersklasse 15 bis 19 Jahre beträgt sie bereits 113 Minuten. Sie steigt mit zunehmendem Alter fast linear an und erreicht in der höchsten untersuchten Altersklasse 216 Minuten.

Aus den Daten von *Johansen* et al., 1973, ergibt sich nach Anwendung unseres (vereinfachten) Rechensystems eine mittlere erforderliche Behandlungsdauer von 294 Minuten, ein weiterer Hinweis, daß es sich bei unseren Daten eher um Minimalwerte handelt. Es sollte erwähnt werden, daß die Zeiten für Befundaufnahme und Diagnostik in beiden Berechnungen nicht enthalten sind.

3.3 Auswertung des Fragebogen

3.3.1 Soziodemographische Daten und Parodontalzustand

Sollen epidemiologische Studien nicht nur die Gesamtprävalenz einer Erkrankung dokumentieren, bedürfen sie der analytischen Ergänzung nach Maßgabe soziodemographischer Daten. Die soziodemographische Differenzierung erlaubt Aussagen über Teilpopulationen. Sie kann somit Aussagen über Prävalenzschwerpunkte treffen und damit wertvolle Hinweise für die Ätiologie liefern. Zusammenhänge der CPITN-Daten ergaben sich vorwiegend mit Geschlecht, Bildungsstand und sozialer Schichtzugehörigkeit der Probanden.

Bezüglich der Geschlechtsvariablen konnte ein signifikanter Unterschied zwischen Frauen und Männern bei den Merkmalsausprägungen des maximalen CPITN-Wertes ermittelt werden. Wie Tabelle 12 zeigt, sind bei den Frauen zu einem höheren Prozentsatz die Index-Werte 0—2 festzustellen, während bei den Männern die Werte 3 und 4 ausgeprägter auftreten.

Tabelle 12: Prozentuale Häufigkeit des maximalen CPITN-Indexes nach Geschlechtern					
Geschlecht	CPITN-Index				
	0	1	2	3	4
Männlich	2,3	7,6	26,5	45,1	18,5
Weiblich	3,2	9,3	29,4	43,5	14,6

$\chi^2 = 42,71$ 4 df $p < .001$

Aus der internationalen Literatur zur Epidemiologie der Karies ist bekannt, daß die Prävalenz schichtenspezifisch unterschiedlich ausgeprägt ist, wobei die unteren Sozialschichten die ungünstigeren Befunde aufweisen.

Um zu prüfen, ob das auch für den Parodontalzustand der Hamburger Bevölkerung zutrifft, haben wir die CPITN-Werte nach Maßgabe des Schulabschlusses erfaßt. Insbesondere gibt die dichotomisierte Verteilung des Medians Aufschluß über eine unterschiedliche Verteilung der CPITN-Werte, bezogen auf den Schulabschluß. Der Median des CPITN-Maximalwertes liegt bei 2,7. Das bedeutet, daß jeweils 50 Prozent der untersuchten Gesamtpopulation über und unter diesem Wert liegt. Tabelle 13 zeigt, wie mit jeweils höherem Schulabschluß die prozentualen Anteile unter dem Median 2,7 ansteigen und über diesem Wert absinken. Die dichotomisierte Verteilung der maximalen CPITN-Werte erwies sich also als umgekehrt proportional zum Bildungsniveau, ausgedrückt durch den Schulabschluß.

Tabelle 13: Prozentuale Verteilung des maximalen CPITN-Indexes, bezogen auf den Medianwert nach Schulabschluß		
Schulabschluß	Median = 2,7	
	unter 2,7	über 2,7
Volksschule	26,4	73,6
Hauptschule	42,3	57,7
Realschule	42,9	57,1
Gymnasium	47,7	52,3

Dichotomisiert man die Schichtvariablen von Berufszugehörigkeit und Bildungsniveau in „Untere Mittelschicht und Unterschicht" und „Ober- und obere Mittelschicht", so ergibt sich auch hier eine prozentuale Verteilung der CPITN-Werte, die

darauf schließen läßt, daß in der Mittel- und Oberschicht der Parodontalgesundheits-
zustand besser ist als in der sozialen Unterschicht (s. Tabelle 14). (Unter die Variable
„Untere Mittel- und Unterschicht" wurden folgende Schulsysteme subsumiert: Kein
Abschluß, Sonderschule, Volks-, Haupt- und Fachschule; unter die Variable „Ober-
und obere Mittelschicht" wurden subsumiert: Realschule, Gymnasium, Akademie,
Fachhochschule und Universität.)

Tabelle 14: Prozentuale Verteilung des maximalen CPITN-Indexes auf die Schichten					
Schichten	CPITN-Index				
	0	1	2	3	4
Untere Mittel- und Unterschicht	1,4	5,6	24,2	47,1	21,6
Ober- und obere Mittelschicht	3,1	9,6	29,8	43,8	13,7

$\chi^2 = 166,43$ 4 df   p < .001

3.3.2 Indikatoren zum Mundhygieneverhalten

Das Mundhygieneverhalten beeinflußt Parodontalerkrankungen wesentlich. Deswe-
gen wurden in unserer Studie nicht nur objektivierbare Befunde nach Maßgabe des
CPITN-Indexes erhoben, sondern auch Indikatoren ermittelt, die Aufschluß über das
Mundhygieneverhalten, über die Perzeption von Zahnfleischerkrankungen und über
das Zahnarztbesuchsverhalten geben. Da diese Daten über Fragebogen ermittelt
wurden, stand von vornherein fest, daß es sich um subjektiv gefärbte, durch Wahr-
nehmungs- und Einschätzungsparameter beeinflußte Aussagen mit der bei derarti-
gen Untersuchungen üblichen Unschärfe handelte.

Ermittelt wurden das Zahnarztbesuchsverhalten, die Zahnputzgewohnheiten, die
Wahrnehmung von Zahnfleischbluten, das Nachfragen nach Parodontalbehandlun-
gen, das Wissen über Parodontose und Gingivitis (Fragebogen s. Anhang).

Zahnarztbesuch

Das Ergebnis der Befragung nach der Häufigkeit des Zahnarztbesuchs entsprach
anderen Untersuchungen (*Rechmann*, 1984). Die meisten Probanden (41,3 Prozent)
gaben einen halbjährlichen Zahnarztbesuch an. Noch häufiger, nämlich alle 3 Monate, gingen 9,6 Prozent zum Zahnarzt. 21,6 Prozent gaben an, einmal im Jahr zum
Zahnarzt zu gehen. 19,6 Prozent gingen nur unregelmäßig und 7,9 Prozent nur bei
Schmerzen zum Zahnarzt.

Gliedert man die Häufigkeit des Zahnarztbesuches nach Altersklassen auf, so sind
zwei gegenläufige Tendenzen erkennbar: Während der unregelmäßige Zahnarztbesuch abnimmt (von 30 auf 17 Prozent) steigt die prozentuale Häufigkeit des jährli-
chen Besuchs mit zunehmendem Alter von 13 auf 26 Prozent. Da die übrigen Be-
suchsintervalle ungefähr gleich bleiben, könnte eine Gesetzmäßigkeit zugrunde lie-
gen, über die man aber nur spekulieren kann. Am naheliegendsten dürfte die Erklä-

rung sein, daß die mit dem Alter zunehmenden zahnärztlichen Probleme am ehesten die bis dahin unregelmäßigen Zahnarztbesucher dazu erziehen (z. B. aus finanziellen Überlegungen) oder zwingen, zu einer regelmäßigen und damit auch häufigeren Frequentierung des Zahnarztes überzugehen (Abb. 9).

Ebenso ist die Häufigkeit des Zahnarztbesuches abhängig vom Geschlecht und von der Schichtzugehörigkeit. Frauen gehen häufiger zum Zahnarzt als Männer (s. Tabelle 15) und die Angehörigen der Ober- und oberen Mittelschicht gehen häufiger zum Zahnarzt als die der sozialen Unterschichten (s. Tabelle 16).

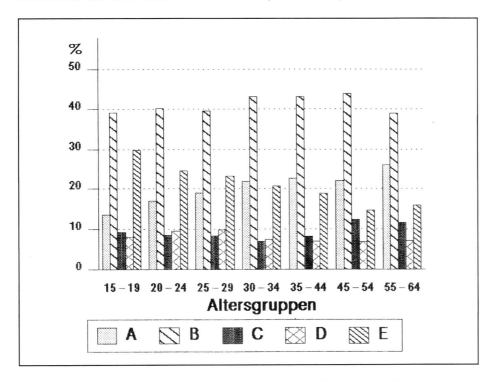

Abb. 9: Prozentuale Häufigkeit des Zahnarztbesuches nach Alter. A = 1 × jährlich, B = 2 × jährlich, C = vierteljährlich, D = nur bei Schmerzen, E = unregelmäßig

		Häufigkeit des Zahnarztbesuches			
Geschlecht	viertel-jährlich	halb-jährlich	einmal im Jahr	unregel-mäßig	nur bei Schmerzen
Männlich	8,6	38,9	20,9	22,1	9,5
Weiblich	10,3	43,1	22,1	17,7	6,8

Tabelle 15: Prozentuale Häufigkeit des Zahnarztbesuches nach Geschlecht

$\chi^2 = 69,579$ 4 df $p < .001$

Tabelle 16: Prozentuale Häufigkeit des Zahnarztbesuches nach Schichten					
	Häufigkeit des Zahnarztbesuches				
Schichten	viertel-jährlich	halb-jährlich	einmal im Jahr	unregel-mäßig	nur bei Schmerzen
Untere Mittel- und Unterschicht	9,3	36,8	20,8	21,8	11,3
Ober- und obere Mittelschicht	9,7	44,6	22,0	18,0	5,8

$\chi^2 = 152,38$ 4 df $p < .001$

Zahnputzgewohnheiten

Nach eigenen Angaben putzen sich 69,5 Prozent der befragten Patienten zweimal täglich die Zähne und 17,5 Prozent sogar dreimal täglich und häufiger (s. Tabelle 17).

Tabelle 17: Prozentuale Häufigkeit des Zähneputzens	
Zähneputzen	i. v. H.
nie	0,3
einmal pro Woche	0,6
einmal täglich	12,2
zweimal täglich	69,5
dreimal täglich und häufiger	17,5

Auch hier zeigt sich, daß sich Frauen „zahnbewußter" verhalten als Männer. In den günstigen Kategorien (zweimal bzw. dreimal tägliches Putzen) waren sie häufiger vertreten, während die Männer in den übrigen Kategorien überwogen (s. Tab. 18).

Tabelle 18: Prozentuale Häufigkeit des Zähneputzens nach Geschlechtern					
	Häufigkeit des Zähneputzens				
Geschlecht	nie	einmal pro Woche	einmal täglich	zweimal täglich	dreimal täglich
Männlich	0,4	1,1	19,3	69,3	9,9
Weiblich	0,2	0,2	6,9	69,7	23,1

$\chi^2 = 643,20$ 4 df $p < .001$

Im schichtenspezifischen Vergleich kann — wie bereits bei der Häufigkeit des Zahnarztbesuches (Tab. 16) — ein günstigeres Verhalten der oberen Schichten festgestellt werden (s. Tab. 19).

Tabelle 19: Prozentuale Häufigkeit des Zähneputzens nach Schichten					
		Häufigkeit des Zähneputzens			
Schichten	nie	einmal pro Woche	einmal täglich	zweimal täglich	dreimal täglich
Untere Mittel- und Unterschicht	0,3	0,9	16,5	66,2	16,0
Ober- und obere Mittelschicht	0,2	0,3	9,2	71,8	18,5

$\chi^2 = 151,81$ 4 df $p < .001$

Interessant ist auch der Zeitpunkt des Zähneputzens. Am häufigsten wurde hier die Zeit vor dem Schlafengehen genannt, gefolgt von „Nach dem Aufstehen" (s. Tab. 20).

Tabelle 20: Häufigkeitsverteilung vom Zeitpunkt des Zähneputzens (Mehrfachnennungen)	
Zeitpunkt des Zähneputzens	i. v. H.
Nach dem Aufstehen	27,7
Nach dem Frühstück	18,6
Nach dem Mittagessen	6,9
Nach dem Abendessen	10,2
Nach Zwischenmahlzeiten	2,0
Vor dem Schlafengehen	33,1
Verschieden	1,6

Tabelle 21: Prozentuale Häufigkeit des Zähneputzens und Häufigkeit des Zahnarztbesuches					
		Häufigkeit des Zähneputzens			
Häufigkeit des Zahnarztbesuches	nie	einmal pro Woche	einmal täglich	zweimal täglich	dreimal täglich
vierteljährlich	0,1	0,1	6,7	60,8	32,2
halbjährlich	0,2	0,1	8,3	71,4	20,0
einmal im Jahr	0,2	0,6	11,6	72,7	14,9
unregelmäßig	0,3	1,3	18,6	68,8	11,0
nur bei Schmerzen	0,9	1,8	24,8	62,4	10,1

$\chi^2 = 590,82$.   16 df $p < .001$

Das Mundhygieneverhalten der befragten Patienten ist über die Variablen Zahnarztbesuch und Zahnputzverhalten relativ konstant. Diejenigen, die häufig den Zahnarzt aufsuchen, putzen sich auch häufiger die Zähne, sind insgesamt die „Zahnbewußteren". Deutlich wird dies durch Tabelle 21, in der das Zahnarztbesuchsverhalten mit der Häufigkeit des Zähneputzens kreuztabelliert wurde.

Wahrnehmung von Zahnfleischbluten

Die Patienten wurden befragt, ob sie schon einmal Zahnfleischbluten bei sich wahrgenommen haben. Tabelle 22 dokumentiert die Ergebnisse.

Tabelle 22: Häufigkeitsverteilung von wahrgenommenem Zahnfleischbluten	
Wahrnehmung von Zahnfleischbluten	i. v. H.
Kein Zahnfleischbluten	24,8
Schon mal	59,5
Häufiger	12,2
Ständig	2,2
Weiß nicht	1,4

Zahnfleischbluten ist das für den Patienten auffälligste Zeichen für Zahnfleischerkrankungen. Folglich ist es interessant, die Selbstwahrnehmung von Zahnfleischbluten mit den ermittelten CPITN-Werten in Zusammenhang zu bringen, was durch den Vergleich objektiver Befund zu subjektiver Perzeption Rückschlüsse auf die vorhandene Symptomsensibilität zuläßt.

Abbildung 10 dokumentiert, daß bei denjenigen, die häufiger Zahnfleischbluten bemerken, auch die höheren CPITN-Werte dominieren. Ebenso dominiert bei denjenigen, die nie unter Zahnfleischbluten zu leiden haben, der Prozentsatz mit CPITN-Wert 0. Seltsamerweise ist auch der Prozentsatz der Probanden mit CPITN-Wert 1 (dessen Kriterium gerade das Reizbluten ist) in dieser Gruppe hoch. Aber die Abbildung zeigt auch, daß 16,1 Prozent derjenigen, die den maximalen CPITN-Wert 4 aufweisen, in diese Gruppe fallen. Deutlich wird, wie die Wahrnehmung von Zahnfleischbluten der objektiven Befundlage nicht folgt, ein Zeichen einer unausgebildeten Symptomsensibilität.

Wissen über Parodontose und Gingivitis

Die immer wieder festgestellte gering ausgeprägte Symptomsensibilität hinsichtlich der Erkennung einer Blutungsneigung läßt für den Bereich der Parodontalerkrankungen den Schluß zu, daß für dieses Krankheitsbild die Wissensbestände der Bevölkerung defizitär sein müssen. Deshalb interessierte uns die Fragestellung, ob die befragten Patienten überhaupt wissen, was Parodontose und Gingivitis eigentlich bedeuten. Dabei wurden bewußt ein volkstümlicher (Parodontose) und ein etwas differenzierter medizinischer Ausdruck (Gingivitis) gewählt.

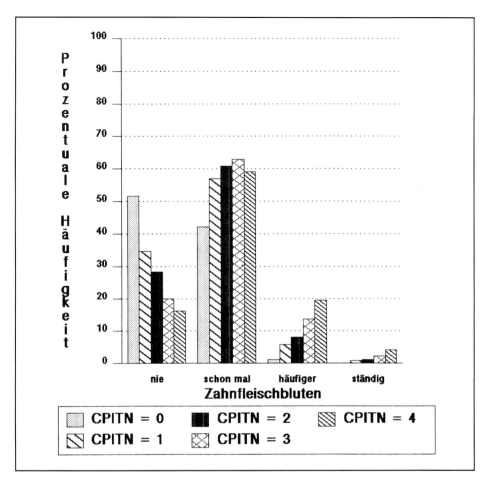

Abb. 10: Indexverteilung und Häufigkeit der Wahrnehmung von Zahnfleischbluten

Die Frage, was Parodontose bedeutet, haben 65,6 Prozent der Probanden richtig beantwortet, 23,7 Prozent überhaupt nicht und 10,7 Prozent falsch.

Auf die Frage, was Gingivitis ist, gaben 6,6 Prozent die richtige Antwort, 92,7 Prozent wußten es nicht und 0,7 Prozent gaben eine falsche Antwort.

Diese doch erheblichen Wissensdefizite sind schichtenspezifisch unterschiedlich ausgeprägt. Die Frage nach Parodontose zeigt, daß die Angehörigen der Ober- und oberen Mittelschicht besser informiert sind. Der Begriff Gingivitis scheint so gut wie unbekannt zu sein (s. Tabellen 23 und 24).

Tabelle 23: Wissen über die Bedeutung des Begriffes Parodontose nach Schichten (prozentuale Häufigkeit)			
	Bedeutung von Parodontose		
Schichten	richtig beantwortet	nicht gewußt	falsch beantwortet
Untere Mittel- und Unterschicht	55,6	31,3	13,1
Ober- und obere Mittelschicht	72,9	17,6	9,5

$\chi^2 = 318,22$ 2 df   p < .001

Tabelle 24: Wissen über die Bedeutung des Begriffes Gingivitis nach Schichten (prozentuale Häufigkeit)			
	Bedeutung von Gingivitis		
Schichten	richtig beantwortet	nicht gewußt	falsch beantwortet
Untere Mittel- und Unterschicht	3,4	96,0	0,5
Ober- und obere Mittelschicht	8,6	90,5	0,9

$\chi^2 = 113,77$ 2 df   p < .001

4 Diskussion

Bei Untersuchungen mit vielen Untersuchern und großen Probandenzahlen stellt die Frage der Repräsentativität ein Problem dar. Als mögliche Versuchsfehler kommen die Abweichungen der Beurteilung zwischen den Untersuchern und die nicht repräsentative Auswahl der Stichprobe in Frage.

Die beteiligten Zahnärzte der 76 Zahnarztpraxen wurden mehrmals intensiv im Gebrauch des CPITN-Indexes geschult und das Ergebnis an einer nach Zufall ausgewählten Stichprobe von 11 Zahnärzten überprüft. Die Inter- und Intrabeobachterübereinstimmung wurde analysiert und die Gesamtübereinstimmung mit Kendall's Konkordanzkoeffizient W überprüft. Sie ergab den für eine derartig große Beobachterzahl befriedigenden Wert von W = 0,79.

Das Statistische Landesamt Hamburg half bei der Auswahl der Bevölkerungsstichprobe. Auf die Heranziehung der Einwohnerkartei zur Bildung einer Zufallsstichprobe wurde verzichtet, weil das Nichterscheinen untersuchungsunwilliger Probanden ein unlösbares Problem darstellt, das die Zufallsauswahl wieder zunichte macht. Es wurde statt dessen eine stadtteilbezogene Auswahl vorgenommen, weil die Hamburger Stadtteile die typische Wohnungs- und damit auch Sozialstruktur ihrer Einwohner widerspiegeln. Ein Vergleich der auf diese Weise ermittelten Bevölkerungsstichprobe mit der Hamburger Gesamtbevölkerung ergab gute, zum Teil aber auch mäßige Übereinstimmungen der Geschlechts-, Alters- und Bildungsvariablen. Abweichungen beruhen wahrscheinlich darauf, daß Praxissitz des untersuchenden Zahnarztes und Wohnort des Probanden nicht immer identisch waren. Die offensichtlich starke Häufung dieser Fälle war bei der Besuchsplanung nicht vorauszusehen. Trotzdem dürfte die Repräsentativität das unter den Umständen erzielbare Optimum darstellen, da etwaige Abweichungen von der Grundgesamtheit durch die große Zahl der untersuchten Probanden wieder ausgeglichen wird.

Die Auswertung der CPITN-Indices ergab ein überraschend hohes Vorkommen von Parodontalerkrankungen. Gesunde Parodontalverhältnisse (maximaler CPITN = 0) wurden nur bei etwa 12 Prozent der 16- bis 19jährigen Probanden angetroffen. In den höheren Altersklassen fiel dieser Prozentsatz auf unbedeutende Werte ab. Weitergehende Erkrankungsstadien wie z. B. die Codes 3 und 4 nahmen hingegen laufend zu und erreichten in den höchsten Altersklassen eine Morbidität von etwa 47 (Code 3) bzw. 34 Prozent (Code 4). Folgt man der graphischen Darstellung (Abb. 4), gewinnt man den Eindruck einer sich kontinuierlich über das ganze Leben fortsetzenden und verschlimmernden Erkrankung. Dieses Ergebnis könnte als überraschend bezeichnet werden, wären nicht inzwischen aus verschiedenen Teilen des In- und Auslandes ähnliche Statistiken bekannt (s. Zusammenfassung in Tabelle 2). Die zugrundeliegenden Untersuchungen schwanken zu sehr nach Organisation, Probandenzahl, Qualifikation der Untersucher usw., als daß übereinstimmende Ergebnisse erwartet werden könnten. Der Trend ist jedoch unverkennbar und gilt auch für die Hamburger Bevölkerung: Die Prävalenz von Parodontalerkrankungen hat ein erschreckendes Ausmaß und nimmt mit steigendem Alter zu. Ab der Altersklasse von etwa 55 Jahren gehen mehr Zähne durch Parodontalerkrankungen verloren als durch andere Ursachen (Abb. 1).

Die Schätzung der erforderlichen Behandlungszeit ergab einen Mittelwert von 172 Minuten pro Person. Es handelt sich hierbei um eine sehr grobe Schätzung auf der Basis der Mittelwerte der erkrankten Sextanten. In dieser Zahl nicht berücksichtigt ist der Zeitaufwand für Befundaufnahme und Diagnostik. Vergleichbare Untersuchungen kommen zu wesentlich höheren erforderlichen Behandlungszeiten (*Hohlfeld* und *Bernimoulin,* 1986, *Johansen* et al., 1973).

Man kann davon ausgehen, daß unsere Zahlen einen Minimalwert darstellen. Da deshalb eine Überschätzung des Behandlungsbedarfs unwahrscheinlich ist, sei eine kleine Hochrechnung erlaubt: Als Beispiel seien die Altersgruppen der 21- bis 55jährigen herausgegriffen. Multipliziert man die Zahl der Einwohner dieser Altersgruppe (s. Tabelle 8, Seite 21) mit der Zahl der pro Person zu erwartenden Behandlungsminuten (s. Tabelle 11, Seite 28), so ergibt sich bei etwa 1100 angenommenen behandelnden Zahnärzten pro Hamburger Zahnarzt eine zu erbringende Behandlungszeit von 2123 Stunden!

Es steht völlig außerhalb jeder Diskussion, daß dieser Bedarf therapeutisch niemals gedeckt werden kann. Eine Besserung des Parodontalzustandes und damit eine Vermeidung frühen Zahnverlustes und der damit verbundenen Kosten sind nur auf dem Wege der Prophylaxe zu erwarten.

Die Auswertung der Fragebogen ergab Hinweise darauf, wie gering das Wissen über Parodontalerkrankungen und prophylaktische Maßnahmen verbreitet ist. Viele Probanden wußten nicht einmal, was eine Parodontalerkrankung ist. Zahnfleischbluten wurde kaum damit in Verbindung gebracht oder überhaupt nicht bemerkt. Selbst Zeitpunkt und Häufigkeit des Zähneputzens scheinen bei weitem nicht den neuesten Erkenntnissen zu entsprechen.

So endet denn diese Untersuchung mit einem ernüchternden Ergebnis, aber mit der Hoffnung, einen Anstoß zur Aktivierung aller prophylaktischen Möglichkeiten und Kräfte gegeben zu haben.

5 Zusammenfassung

Es wurde eine epidemiologische Studie über den Parodontalzustand der Hamburger Bevölkerung durchgeführt. Ziel der Untersuchung war es,

1. die CPITN-Befunde in den Altersklassen zwischen 15 und 65 Jahren zu registrieren,

2. anhand eines Fragebogens Aufschlüsse zu bekommen über bildungs- und schichtenspezifische Zusammenhänge mit den Parodontalbefunden sowie über Mundhygieneverhaltensweisen, Zahnarztbesuch und Selbstwahrnehmung von Parodontalerkrankungen.

Die Untersuchung fand an 11 306 Patienten statt und wurde von in freier Praxis tätigen Zahnärzten durchgeführt. Durch stadtteilgerechte Auswahl von 76 Zahnarztpraxen und vorheriges Training der an der Untersuchung beteiligten Zahnärzte wurde sichergestellt, daß die Ergebnisse so repräsentativ waren wie den Umständen nach erreichbar.

Die Ergebnisse wurden zunächst in Form des maximalen CPITN-Wertes pro Gebiß dargestellt. Hier zeigte sich, daß der Wert 0 als Ausdruck eines klinisch gesunden Gebisses nur bei 2,8 Prozent der Probanden vorkam. Auch die eine relativ leichte Form der Parodontalerkrankung charakterisierende Kategorie 1 kam nur in 8,6 Prozent der Fälle vor, der Code 2 bei 28,1 Prozent. Als bemerkenswert darf gelten, daß nicht weniger als 60,5 Prozent der untersuchten Probanden in die klinisch als ungünstig zu beurteilenden Kategorien 3 und 4 fielen.

Es ergab sich eine deutliche Altersabhängigkeit der Erkrankung: Während die leichteren Erkrankungsgrade 0 und 1 kontinuierlich abnahmen, ergab sich eine entsprechende Zunahme der ungünstigeren Erkrankungskategorien 3 und 4. Diese Tendenz wird noch deutlicher, wenn die Erkrankungsgrade nach einzelnen Sextanten aufgeschlüsselt werden. So hatten z. B. die 15- bis 19jährigen im Durchschnitt 2,3 gesunde Sextanten, die 35- bis 44jährigen jedoch nur noch 0,9. Die entsprechenden Zahlen für den CPITN-Wert 3 lauteten dagegen 0,4 bzw. 1,8.

Die Auswertung der Fragebogen ergab eine Anzahl interessanter Zusammenhänge. Bestimmende Einflußfaktoren waren hier Geschlecht und Bildungsstand. Frauen hatten einen signifikant besseren Parodontalzustand, dasselbe traf auf die am Schulabschluß gemessene höhere Bildungsschicht zu. Die Häufigkeit des Zahnarztbesuches erwies sich als abhängig von Alter, Geschlecht und sozialer Schicht. Zumindest der regelmäßige Zahnarztbesuch steigt mit zunehmendem Alter. Ebenso gingen Frauen wiederum häufiger zum Zahnarzt als Männer und auch die Angehörigen der Ober- und oberen Mittelschicht zeigten sich hier zuverlässiger als die der unteren Schichten.

Auch hinsichtlich der Zahnputzfrequenz waren Frauen eifriger als Männer. Bei allen Patienten zusammengerechnet ergab sich, daß 69,5 Prozent zweimal täglich die Zähne putzen, 12,2 Prozent nur einmal täglich, 17,5 Prozent dreimal täglich und häufiger, die übrigen weniger oder nie. Hinsichtlich des Zeitpunktes ergab sich, daß die Bemühungen moderner Aufklärung über Zahnputzgewohnheiten bis heute nicht allzuviel vermocht haben: Die meisten Probanden putzen sich vor dem Schlafengehen die Zähne, gefolgt von der nächst größeren Gruppe, die nach dem Aufstehen die Zähne bürstet. Die wünschenswerte Zahnreinigung nach dem Frühstück gaben nur 18,6 Prozent und nach Zwischenmahlzeiten nur 2 Prozent an.

Die Selbstwahrnehmung von Parodontalerkrankungen, gemessen am Faktor „Zahnfleischbluten" war nur gering ausgeprägt und ließ nur Zusammenhänge mit dem tatsächlichen Befund vermuten. Das Wissen über die Bedeutung des wohl recht volkstümlichen Ausdrucks „Parodontose" war zwar wiederum schichtenspezifisch unterschiedlich, aber doch immerhin war bei 50 bis 70 Prozent der Probanden der Begriff bekannt. Der versuchsweise mit abgefragte Ausdruck „Gingivitis" war dagegen so gut wie unbekannt.

6   Literaturverzeichnis

Ainamo, J., D. Barmes, G. Beagrie, T. Cutress, J. Martin, J. Sardo-Infirri: Development of the World Health Organization (WHO) Community Periodontal Index of Treatment Needs (CPITN), Int. Dent. J., 32, 281—291, 1982

Ainamo, J., K. Parviainen, H. Murtomaa: Reliability of the CPITN in the epidemiological assessment of periodontal treatment needs at 13—15 years of age, Int. Dent. J., 34, 214—218, 1984

Barmes, D. E.: Epidemiology of Periodontal Disease Acta Parodontologica 15/1986 in Schw. Mschr. Zahnmed. 96, 908/88—911/91, 1986

Curilović, Z.: Die Epidemiologie parodontaler Erkrankungen bei Schweizer Jugendlichen und prognostische Konsequenzen, Habilitationsschrift, Zürich 1977

Cutress, T. W.: Periodontal health and periodontal disease in young people: global epidemiology, Int. Dent. J., 36, 146—151, 1986

Garcia, M. L., T. W. Cutress: A national survey of periodontal treatment needs of adults in the Philippines, Community Dent. Oral Epidemiol., 14, 313—316, 1986

Greene, J. C., J. R. Vermillion: The oral hygiene index: a method for classifying oral hygiene status. J. Amer. dent. Ass., 61, 172—179, 1960

Hohlfeld, M., J. P. Bernimoulin: Teilergebnisse einer epidemiologischen Untersuchung des Parodontalzustandes bei 45- bis 54jährigen Berliner Probanden. Dtsch. Zahnärztl. Z. 41, 619—622, 1986

Hugoson, A., G. Koch, H. Rylander: Prevalence and distribution of gingivitis-periodontitis in children and adolescents. Epidemiological data as a base for risk group selection, Swed. Dent. J., 5, 91—103, 1981

Ismail, A. I., B. A. Burt, S. A. Eklund: Epidemiologic patterns of smoking and periodontal disease in the United States, J. Am. Dent. Assoc., 106, 617—621, 1983

Johansen, J. R., P. Gjermo, H. T. Bellini: A system to classify the need for periodontal treatment, Acta Odont. Scand., 31, 297—305, 1973

Lange, D. E.: Zur Situation der Parodontologie in der Bundesrepublik Deutschland, Die Quintessenz 31, 91—94, 1980

Lange, D. E., G. Schwöppe: Epidemiologische Untersuchungen an Rekruten der Bundeswehr (Mund- und Gebißbefunde), Dtsch. Zahnärztl. Z. 46, 432—434, 1981

Lange, D. E.: Parodontologie — Daten, Fakten, Entwicklungen und Zielsetzungen, Die Quintessenz 9, 1741—1754, 1983

Lange, D. E.: Häufigkeit, Schweregrad und Behandlungsbedürftigkeit von Parodontopathien, ZWR 95, 402—406, 1986

Lieser, H., P. Raetzke: Der Effekt regelmäßig durchgeführter Prophylaxe-Maßnahmen auf die Gingivitis- und Kariesmorbidität von Kindern in Kindergärten, Dtsch. Zahnärztl. Z. 39, 666—668, 1984

Mierau, H.-D., A. Fiebig: Zur Epidemiologie der Gingivarezessionen und möglicher klinischer Begleiterscheinungen, Dtsch. Zahnärztl. Z. 41, 640—644, 1986

Muniz De, B. R.: Epidemiologic oral health survey of Argentine children, Community Dent. Oral Epidemiol. 13, 328—333, 1985

NCHS (National Center for Health Statistics): Periodontal disease in adults, United States, 1960—1962, Ser. 11, Nr. 12 USDHEW PHS, Washington DC, 1965

NCHS: Basic data on dental examination findings of Persons 1—74, United States, 1971—1974, Ser. 11, Nr. 214, USDHEW PHS, Hyattsville MD, 1979

Neissen, R., D. E. Lange: CPITN-Data of 45-to 55-year-old urban residents of Germany. Open Forum, FDI-Congress, Belgrad, Sept. 1985

Page, C. R., H. E. Schroeder: Periodontitis in Man and other Animals, Karger, Basel 1982

Pilot, T., D. E. Barmes, M. H. Leclercq, B. J. McCombie, J. Sardo-Infirri: Periodontal conditions in adults, 35—44 years of age: an overview of CPITN data in the WHO Global Oral Data Bank, Community Dent. Oral Epidemiol., 14, 310—312, 1986

Plasschaert, A. J. M., T. Folmer, J. L. M. van den Heuvel, J. Jansen, L. van Opijnen, S. L. J. Wouters: An epidemiologic survey of periodontal disease in Dutch adults, Community Dent. Oral Epidemiol., 6, 65—70, 1978

Rechmann, P.: Parodontal- und kariesepidemiologische Untersuchungen an Rekruten der Bundeswehr, Wehrmed. Mschr., 28, 288—296, 1984

Russell, A. L.: A system of classification and scoring for prevalence surveys of periodontal disease, J. Dent. Res. 35, 350—359, 1956

Schicke, R. K.: Sozialmedizinische Aspekte der Zahnheilkunde, Stuttgart — New York, 1984

Schiffner, U., H.-J. Gülzow, J. Bauch: Mundhygiene und Gingivitis bei Kindern aus Stormarner Kindergärten vor und zwei Jahre nach Einführung gruppenprophylaktischer Maßnahmen, Oralprophylaxe 8, 22—28, 1986

Stamm, J. W.: Epidemiology of gingivitis, J. Clin. Periodontol 13, 360—366, 1986

Wingerath, H.-D., D. E. Lange: Mundhygieneverhalten von 14- und 15jährigen Schülern unter soziologischen Gesichtspunkten, Dtsch. Zahnärztl. Z. 47, 565—568, 1982

7 Danksagungen

Folgenden Institutionen möchten wir unseren Dank aussprechen. Ohne ihre qualifizierten Ratschläge, ihre stets gern gewährte Hilfe und Unterstützung wäre diese Untersuchung nicht möglich gewesen:

Bundesverband der Deutschen Zahnärzte
Zahnärztekammer Hamburg
Statistisches Landesamt Hamburg

Besonderen Dank schulden wir den nachstehend aufgeführten Hamburger Kollegen. Sie haben drei Monate lang die klinischen Untersuchungen in ihrer Praxis durchgeführt und dabei nicht nur Uneigennützigkeit, sondern in erstaunlichem Maße Freude und Interesse an der vorliegenden Untersuchung bewiesen.

Liste der Teilnehmer an der PA-Studie in 1985

ZA John Alkirk
Dr. Rolf Atzeroth / Dr. Wolfgang Sievers
Dr. Karin Aitzetmüller
Dr. Dehtleff Banthien / Dr. Eric Banthien
Dr. Klaus Bauerkämper
ZA Jürgen Berg
Dr. Klaus-Hubertus Bickel
Dr. Mathias Birch
Dr. Klaus Bohn
Dr. Dieter Breckwoldt
Dr. Karl-Adolf Bublitz
ZA Klaus Bußmann
ZA Werner Deppe / ZA Georg Thiele
Dr. Peter Dimigen
Dr. Dr. Hans-Ulrich Fischer
Dr. Michael Foik
Dr. Bernd Frischeisen-Köhler
Dr. Rolf Gatzemeyer
ZA Pedro-Martin Grisar-Franke
Dr. Wolfgang Harms
Dr. Bernd Heinz
Dr. Ernst Heitmann
Dr. Karin Heitmann
ZA Hans-Bernhard Heldmann
Dr. Dietmar Herforth
ZA Michael Hinney
Dr. Niels Jensen
Dr. Günter Jepsen
Dr. Matthias Junghans
Dr. Gerhard Kassing
Dr. Burghardt Knauer

Dr. Ulrich Knoch
Dr. Wolfgang Koltzenburg
Dr. Jürgen E. Koob
Dr. Horst F. Krüger
Dr. Jörg E. Krüger
Dr. Cay Kuschel / Dr. Madeleine Rausch
Dr. Hans-Gert Lindauer
Dr. Karl-Heinz Kohrt
ZA Heinz Lindenberg
Dr. Peter Loewen
Dr. Uwe Maas / Dr. Hartwig Rosendahl
Dr. Leonore Machholz
Dr. Matthias Männle
Dr. Konrad Mayerhoff
ZA Hans-Jürgen Memmler
ZA Dieter Menzel
ZA Hans-Hermann Meyer-Stolten
Dr. Peter Molten / Dr. Wolfgang Schulze
Dr. Gerd Müller
Dr. Günter Muissus
Dr. Daniela Nerlich
Dr. Rolf Ostermann
Dr. Helmut Pfeffer
Dr. Wolfgang Ratfisch
Dr. Wilfried Reiher
ZA Hans-Joachim Riedel
ZA Hans Rogge
Dr. Regine Rüter
Dr. Heidi Sander
ZA Stefan Silva-Bielecke
Dr. Klaus Splieth

Dr. Veronika Sprekels
Dr. Wolfgang Scheuer
ZA Harald Schlicht
Dr. Detlef Schlorf
ZA Wolfgang Schneehage
Dr. Mathias Schüßler
Dr. Horst Schulz

Dr. Gerd Schwarz
Dr. Almuth Thies
Dr. Peter Twesten
ZA Günther Weber
ZÄ Silvana-Brigitte Witte
Wolfgang Friedheim / Dr. Uwe Witte
Dr. Norbert Zöller

8 Anhang

Die Zugehörigkeit der Stadtteile zu Gruppen
ähnlicher Wohnqualität

Gruppe A
,, B
,, C
,, D
,, E
,, F
,, G
,, H
,, J

nicht in die
Untersuchung
einbezogene
Gebiete einschl.
Billbrook

Statistisches Landesamt Hamburg

46

Deutsche Bevölkerung (Stand: September 1984)
nach 79 ausgewählten Stadtteilen und Anzahl der
in die Auswahl einzubeziehenden Zahnarztpraxen

Lfd. Nr.	Stadtteil Name	Deutsche Bevölkerung absolut	in % v. zusammen	Anzahl der in die Auswahl einzubeziehenden Zahnarztpraxen
	SCHICHT 1			
1	Dulsberg	15 074		
2	St. Georg	6 678		
3	Neustadt	7 523		
4	St. Pauli	14 480		
5	Altona-Altstadt	19 587		
6	Altona-Nord	15 298		
7	Hamm-Süd	3 126		
8	Rothenburgsort	6 384		
9	Veddel	2 126		
10	Wilhelmsburg	35 934		
11	Harburg	14 563		
12	Sinstorf	2 742		
13	Finkenwerder	9 755		
	SUMME	153 270	10.92	9
	SCHICHT 2			
14	Jenfeld	23 376		
15	Billstedt	56 448		
16	Horn	33 118		
17	Hamm-Mitte	8 510		
18	Barmbek-Süd	31 258		
19	Barmbek-Nord	36 142		
20	Hamburg-Altstadt	634		
21	Hoheluft-Ost	8 618		
22	Hoheluft-West	12 064		
23	Eimsbüttel	47 717		
24	Bahrenfeld	21 422		
25	Ottensen	23 731		
26	Lurup	28 991		
27	Rönneburg	2 007		
28	Wilstorf	13 069		
29	Eissendorf	21 182		
30	Heimfeld	15 070		
31	Neugraben-Fischbeck	23 588		
	SUMME	406 945	29.00	22
	SCHICHT 3			
32	Bergedorf	26 479		
33	Lohbrügge	33 884		
34	Rahlstedt	75 148		
35	Farmsen-Berne	27 749		
36	Bramfeld	45 885		
37	Steilshoop	19 026		

38	Tonndorf		11 273	
39	Wandsbek		28 472	
40	Hamm-Nord		20 047	
41	Borgfelde		5 284	
42	Langenhorn		37 647	
43	Groß Borstel		9 292	
44	Winterhude		43 976	
45	Eppendorf		20 681	
46	Stellingen		20 562	
47	Eidelstedt		26 703	
48	Osdorf		24 140	
49	Iserbrook		10 022	
50	Hausbruch		12 471	
		SUMME	498 741	35.55	26

SCHICHT 4

51	Duvenstedt		3 264	
52	Bergstedt		7 151	
53	Fuhlsbüttel		11 284	
54	Ohlsdorf		14 323	
55	Alsterdorf		10 913	
56	Lokstedt		19 678	
57	Niendorf		34 398	
58	Schnelsen		18 699	
59	Sülldorf		6 447	
60	Eilbek		17 948	
61	Hohenfelde		7 692	
62	Rotherbaum		13 162	
63	Langenbek		2 258	
64	Marmstorf		8 934	
		SUMME	176 151	12.56	8

SCHICHT 5

65	Volksdorf		14 395	
66	Wohldorf-Ohlstedt		3 399	
67	Lemsahl-Mellingstedt		3 448	
68	Sasel		17 713	
69	Poppenbüttel		18 976	
70	Hummelsbüttel		15 236	
71	Wellingsbüttel		8 403	
72	Marienthal		9 681	
73	Uhlenhorst		13 916	
74	Harvestehude		14 532	
75	Groß Flottbek		9 691	
76	Othmarschen		9 084	
77	Nienstedten		5 218	
78	Blankenese		11 565	
79	Rissen		12 662	
		SUMME	167 919	11.97	11

ZUSAMMEN			1 403 026	100	76

48

FRAGEBOGEN

| | | | | 1-4

Parodontosebefund:

	03	04	05
	08	07	06

| | | | 5-7

| | | | 8-10

Zahnarzt:

| | | | 11-13

S t e m p e l

_____

| | 14

Geschlecht: 1☐ männlich   2☐ weiblich

| | | 15-16

Geburtsjahr: 19_____

| | | 17-18

Stadtteil, in dem die Wohnung liegt: _____

| | | 19-20

Beruf: _____

Höchster Schulabschluß:

| | | 21-22

           1☐ kein Abschluß   2☐ Sonderschule

           3☐ Volksschule   4☐ Hauptschule

           5☐ Realschule   6☐ Gymnasium

           7☐ Fachschule   8☐ Akademie

           9☐ Fachhochschule   10☐ Universität

===

1. Haben Sie hin und wieder Zahnfleischbluten?

| | 23

    1☐ Nein, habe ich noch nie gehabt

    2☐ Kommt schon mal vor

    3☐ Kommt häufiger vor

    4☐ Habe ich ständig

    5☐ Weiß ich nicht

2. Sind Sie deshalb schon mal behandelt worden?

| | 24

    1☐ Ja, einmal

    2☐ Ja, mehrfach

    3☐ Ja, regelmäßig

    4☐ Nein, noch nie

    5☐ Weiß ich nicht

3. Ist bei Ihnen schon einmal Zahnstein entfernt worden?

25

    1 ☐ Ja, einmal

    2 ☐ Ja, mehrfach

    3 ☐ Ja, regelmäßig

    4 ☐ Nein, noch nie

    5 ☐ Weiß ich nicht

4. Wissen Sie, was Parodontose ist?

26

    1 ☐ Ja, Parodontose ist _____

         _____

    2 ☐ Nein, weiß ich nicht

5. Wissen Sie, was Gingivitis ist?

27

    1 ☐ Ja, Gingivitis ist _____

         _____

    2 ☐ Nein, weiß ich nicht

6. Wie oft gehen Sie zum Zahnarzt?

28

    1 ☐ Regelmäßig einmal im Jahr

    2 ☐ Regelmäßig alle halbe Jahre

    3 ☐ Regelmäßig alle viertel Jahre

    4 ☐ Nur wenn ich Schmerzen habe

    5 ☐ Unregelmäßig

7. Falls vorhanden: was machen Sie gegen Zahnfleisch-
    bluten?
    (mehrere Antworten möglich)

29   ☐ Weniger die Zähne putzen

30   ☐ Verstärkt die Zähne putzen

31   ☐ Zahnarzt aufsuchen

32   ☐ Mundwasser anwenden

33   ☐ Nichts

34   ☐ Sonstiges, und zwar _____

8. Wie oft putzen Sie sich die Zähne?

⬜ 3 5

    ₁⬜ Nie

    ₂⬜ Einmal die Woche

    ₃⬜ Etwa einmal täglich

    ₄⬜ Etwa zweimal täglich

    ₅⬜ Dreimal täglich und häufiger

9. Wann putzen Sie sich die Zähne?
   (mehrere Antworten möglich)

⬜ 3 6
⬜ 3 7
⬜ 3 8
⬜ 3 9
⬜ 4 0
⬜ 4 1
⬜ 4 2

    ⬜ Nach dem Aufstehen, vor dem Frühstück

    ⬜ Nach dem Frühstück

    ⬜ Nach dem Mittagessen

    ⬜ Nach dem Abendessen

    ⬜ Nach Zwischenmahlzeiten

    ⬜ Bevor ich ins Bett gehe

    ⬜ Verschieden - wenn ich gerade daran denke

10. Wie oft wechseln Sie die Zahnbürste?

⬜ 4 3

    ₁⬜ Einmal im Jahr

    ₂⬜ Einmal alle viertel Jahre

    ₃⬜ Alle 6 bis 8 Wochen

    ₄⬜ Jeden Monat oder häufiger

11. Welche Mittel benutzen Sie zur Mundhygiene?
    (mehfere Antworten möglich)

⬜ 4 4
⬜ 4 5
⬜ 4 6
⬜ 4 7
⬜ 4 8
⬜ 4 9
⬜ 5 0
⬜ 5 1

    ⬜ Zahnbürste

    ⬜ Zahnpasta

    ⬜ Zahnseide

    ⬜ Zahnhölzer

    ⬜ Munddusche

    ⬜ Mundwasser

    ⬜ Elektrische Zahnbürste

    ⬜ Sonstige, und zwar _____

V I E L E N   D A N K   F Ü R   I H R E   M I T A R B E I T !

9 Verzeichnis der Abbildungen

10 Verzeichnis der Tabellen